Pedro Magalhaes
Manuel Falcao

Cirurgia da catarata e tratamentos adjuvantes

Pedro Magalhaes
Manuel Falcao

Cirurgia da catarata e tratamentos adjuvantes

Cirurgia da catarata e tratamentos adjuvantes para pacientes com doenças da câmara posterior

ScienciaScripts

Imprint

Any brand names and product names mentioned in this book are subject to trademark, brand or patent protection and are trademarks or registered trademarks of their respective holders. The use of brand names, product names, common names, trade names, product descriptions etc. even without a particular marking in this work is in no way to be construed to mean that such names may be regarded as unrestricted in respect of trademark and brand protection legislation and could thus be used by anyone.

Cover image: www.ingimage.com

This book is a translation from the original published under ISBN 978-3-659-83057-0.

Publisher:
Sciencia Scripts
is a trademark of
Dodo Books Indian Ocean Ltd. and OmniScriptum S.R.L publishing group

120 High Road, East Finchley, London, N2 9ED, United Kingdom
Str. Armeneasca 28/1, office 1, Chisinau MD-2012, Republic of Moldova, Europe
Printed at: see last page
ISBN: 978-620-8-23491-1

Índice:

Cirurgia da catarata e tratamentos adjuvantes para pacientes com doenças da câmara posterior

Cirurgia da catarata e tratamentos adjuvantes

Pedro Guilherme Magalhães, Manuel Falcão

Faculdade de Medicina da Universidade do Porto, Porto, Portugal

Introdução

A extração da catarata com implante de lentes intra-oculares é um procedimento comum que, em doentes sem patologia da retina, é conhecido por aumentar a acuidade visual (AV) e, consequentemente, a qualidade de vida.

As patologias da câmara posterior do olho, como a degenerescência macular relacionada com a idade (DMRI) e a retinopatia diabética (RD), têm elevada prevalência e coexistem frequentemente em doentes com cataratas. Por essa razão, é frequente ver estes doentes serem sujeitos a extração de cataratas, o que suscita preocupações sobre se a cirurgia, mesmo sem intercorrências [1], poderá agravar as doenças da retina, comprometendo os resultados da acuidade visual. Apesar da existência de muitos estudos que abordam este tema, permanece a controvérsia se estas patologias realmente se agravam após a cirurgia.

Alguns estudos que relacionaram a cirurgia da catarata com a RD relataram um aumento do risco de progressão [2, 3], no entanto outros afirmaram simplesmente que esta progressão era o resultado do curso natural da doença [3-9]. Numa revisão que resume os resultados de estudos prospectivos recentes [3], os autores concluíram que existe um risco acrescido de agravamento em doentes com retinopatia diabética não-proliferativa (RDNP) ou retinopatia diabética proliferativa (RDP) graves, bem como um risco acrescido de desenvolvimento e persistência de edema macular (EM) se presente antes da cirurgia ou em doentes com RDNP grave. No entanto, os doentes com diabetes mas sem RD, com RDN ligeira a moderada ou sem EM antes da cirurgia não apresentaram um risco acrescido de progressão ou incidência de RD ou EM.

No que diz respeito à progressão da DMRI após a extração da catarata, tudo persiste ainda mais controverso. Alguns sugerem uma relação entre a cirurgia de catarata e a DMRI tardia [10, 11], outros encontraram uma associação com a DMRI precoce [12] e outros não encontraram relação entre a cirurgia e a progressão da DMRI [13]. Factores de confusão como a coexistência de ambas as doenças em populações idosas e a presença de comorbilidades (doença cardiovascular, hipertensão) que podem agravar ambas as doenças, persistem até hoje dificultando a interpretação dos dados. [14]. Uma revisão recente [15] sobre esta questão permanece inconclusiva, mas sugere que a cirurgia da catarata aumenta a AV sem aumentar o risco de progressão para DMRI exsudativa.

No entanto, sabe-se que os doentes submetidos a extração de cataratas são sujeitos a uma agressão que, consequentemente, provoca inflamação pela libertação de mediadores inflamatórios como as prostaglandinas e o fator de crescimento endotelial vascular (VEGF). Estes mediadores, em particular o VEGF, demonstraram estar aumentados no humor aquoso após a cirurgia da catarata [14] e em doentes com RDP ou DMRI húmida [15-18]. Consequentemente, o VEGF pode ser um mediador chave para o agravamento das patologias da retina após a extração da catarata, actuando principalmente através do aumento da permeabilidade dos vasos da retina [19]. Neste contexto, é importante avaliar se nestes doentes os tratamentos adjuvantes anti-VEGF minimizam o risco de progressão da doença retiniana e, por essa via, promovem a melhoria máxima da acuidade visual.

Existem três agentes anti-VEGF com caraterísticas e custos diferentes (aflibercept, bevacizumab e ranibizumab) na prática clínica oftalmológica. Alguns deles foram desenvolvidos a pensar no tratamento ocular, enquanto outros foram desenvolvidos para um objetivo diferente (cancros metastáticos) e foram depois adaptados para uso intraocular off label (bevacizumab). Apesar disso, todos parecem ter uma eficácia e segurança semelhantes no tratamento de patologias da retina, mas com preços discrepantes [16]. O bevacizumab é significativamente mais barato que os outros dois fármacos. No entanto, não existem estudos que comparem cada um destes agentes como fármacos adjuvantes na cirurgia da catarata, pelo que não há uma indicação clara de qual deles é o melhor neste contexto.

Este artigo analisa a combinação da cirurgia da catarata com a injeção intravítrea

adjuvante de anti-VeGF em doentes com RD e DMRI.

Capítulo 1

Métodos

O objetivo deste artigo é definir recomendações e estimar o valor da terapia anti-VeGF aplicada durante a cirurgia da catarata ou no período perioperatório em doentes com DMRI ou RD.

A seguinte consulta foi utilizada na base de dados Pubmed: ("Cataract Extraction"[Mesh] OR "Cataract Extraction"[All Fields] OR cataract surgery OR phacoemulsification surgery) AND (bevacizumab OR Ranibizumab OR aflibercept OR pegaptanib OR Avastin OR Lucentis OR Eylea OR Macugen OR anti-vascular endothelial growth fator OR anti-VEGF OR intraoperative Intravitreal injection).

Os artigos encontrados foram submetidos a critérios de inclusão e exclusão, primeiramente em seus títulos e em caso de dúvidas em seus resumos. Após esta seleção, procedeu-se à pesquisa do texto integral dos restantes artigos através do Endnote® (Versão X7.2.1). Os artigos selecionados com acessibilidade ao texto integral foram analisados na íntegra e utilizados para a elaboração desta revisão.

Critérios de inclusão	Critérios de exclusão
O estudo inclui doentes com DMRI ou RD (qualquer estádio) submetidos a cirurgia da catarata e tratados com fármacos anti-VEGF durante a cirurgia ou no período perioperatório.	O estudo refere-se a doentes sem DMRI ou RD
	O estudo refere-se a outros tratamentos adjuvantes
	Relato de caso único
	Estudo publicado ao longo de 10 anos
	Estudar noutra língua que não o inglês ou o português

Capítulo 2

Resultados

Depois de efetuar uma pesquisa na PubMed, foram encontrados 175 artigos. Destes, de acordo com a metodologia descrita anteriormente, 16 foram incluídos e 159 foram excluídos. Os artigos incluídos foram então divididos de acordo com a patologia (retinopatia diabética e degenerescência macular relacionada com a idade) e lidos na íntegra.

Os estudos relativos à retinopatia diabética foram depois divididos consoante o grau de doença macular no período pré-operatório. Como resultado, foram criados três grupos, divididos em doentes sem edema macular (EM) (grupo 1), doentes com EM (grupo 2) e doentes com RD proliferativa (RDP) ou RD não proliferativa grave (RNDP) (grupo 3).

No grupo 1 identificámos três estudos prospectivos randomizados que estão resumidos na tabela 1 [17-19]. Nestes estudos, os doentes submetidos a cirurgia com injeção intra-operatória (grupo de intervenção (GI)) apresentam melhoria da acuidade visual melhor corrigida (BCVA), no entanto sem diferença significativa em relação aos doentes que não receberam injeção intra-operatória de anti-VEGF (grupo de controlo (GC)). Além disso, também não foram encontradas diferenças na progressão da RD entre os grupos. No entanto, o GI apresentou uma diminuição da incidência de EM, bem como uma tendência para a diminuição da espessura macular central (EMC). [17, 18]. O estudo [18] utilizou bevacizumab e os estudos [17, 19] utilizaram ranibizumab no GI.

O Grupo 2 incluiu cinco estudos divididos em dois estudos prospectivos randomizados, uma série de casos prospectivos, um estudo retrospetivo não randomizado e um relato de caso. As caraterísticas detalhadas foram resumidas na tabela 2 [20-24]. Os estudos selecionados neste grupo apresentaram uma melhoria significativa da acuidade visual após a cirurgia [1, 2022, 24, 25]. No entanto, um aumento significativamente maior da acuidade visual foi observado no GI [22-24] em que todos os doentes foram injetados com bevacizumab. No que diz respeito à espessura macular central (EMC), os grupos de controlo apresentam um aumento significativo quando comparados com os valores pré-operatórios [22-24], e os grupos de intervenção apresentam uma diminuição significativa da EMC mantida até 3 meses [1, 21, 22, 24].

No grupo 3, foram incluídos dois estudos prospectivos aleatórios, resumidos na tabela 3 [26, 27]. Estes estudos, que incluíram também doentes com condições mais graves, tais como tipos graves de RDPN ou RDP [26, 27], mostraram um aumento pós-operatório do BCVA e do CMT durante o seguimento. No entanto, nenhuma destas alterações apresentou diferenças estatisticamente significativas entre o GI (com ambos os estudos a utilizarem bevacizumab) e o GC [26, 27]. Apesar disso, os doentes sujeitos a injeção de anti VEGF apresentam uma menor progressão da retinopatia diabética e da maculopatia diabética, estatisticamente significativa.

No que diz respeito à DMRI húmida, foi incluído um total de seis estudos, resumidos na tabela 4 [28-33]. Destes, cinco eram séries de casos retrospectivos e um era um estudo prospetivo aberto. Em todos os estudos, todos os doentes foram tratados com anti-VEGF. No entanto, em três estudos os doentes foram injectados durante a cirurgia por exsudação ativa [30, 32, 33], enquanto que nos outros três estudos os olhos foram tratados com anti-VEGF numa base perioperatória de modo a obter uma fase livre de exsudação antes da cirurgia [28, 29, 31]. Por outro lado, alguns estudos injectaram nos doentes quer bevacizumab quer ranibizumab [28, 30, 31] , outros bevacizumab [32, 33] e outro ranibizumab [29]. Em termos de acuidade visual, todos os estudos mostram uma melhoria estatisticamente significativa durante o seguimento [14, 28-32]. Ainda assim, não foi encontrada uma diferença significativa de AV entre os doentes em fase livre de exsudação antes da cirurgia e os que receberam terapêutica anti-VEGF intra-operatória para a fuga ativa do complexo neovascular coroidal [30]. Por outro lado, as diferenças entre a frequência de injecções de anti-VEGF antes e depois da cirurgia não alcançaram significado estatístico em [29, 31]. Apesar disso, pacientes com maior período livre de exsudação antes da cirurgia e maior tempo entre o diagnóstico de DMRI exsudativa e a cirurgia, apresentaram menor recorrência de exsudação após a cirurgia [28]. No que diz respeito ao CMT, os doentes em fase livre de exsudação antes da cirurgia apresentaram aumento estatisticamente significativo do CMT um mês após a cirurgia [29] e os doentes injectados durante a cirurgia apresentaram diminuição do CMT [32].

Capítulo 3

Discussão

Todas as recomendações apresentadas na discussão que se segue devem ser perspectivadas, uma vez que a sua aplicabilidade depende do agente anti-VEGF escolhido. Por outras palavras, existe uma grande diferença financeira entre aplicar bevacizumab como agente adjuvante, o que acrescentaria cerca de 50$ ao custo da cirurgia, ou usar ranibizumab ou aflibercept com cada dose a custar cerca de 2000$ [16]. Recentemente, o aflibercept tem sido apontado como capaz de obter uma AV ligeiramente melhor em doentes com retinopatia diabética com maior perda de visão [34], bem como em doentes com DMRI húmida que não respondem a outros fármacos anti-VEGF [35]. No entanto, pelo menos em doentes com DMRI húmida, os benefícios foram considerados modestos e não rentáveis em comparação com o bevacizumab [16].

No entanto, não existem estudos que comparem cada um dos agentes anti-VEGF como fármacos adjuvantes na cirurgia da catarata, pelo que não há uma indicação clara de qual deles é o melhor neste contexto. Além disso, não existem estudos em que o aflibercept tenha sido utilizado no peri-operatório ou no intra-operatório. Para além disso, não encontrámos diferenças entre os resultados apresentados pelos estudos que utilizaram bevacizumab ou ranibizumab, o que sustenta que é razoável pensar que o bevacizumab é uma opção válida e barata para a terapêutica adjuvante na cirurgia da catarata, uma vez que pode alcançar resultados semelhantes aos dos outros fármacos.

Retinopatia diabética e cirurgia da catarata

As evidências apresentadas pelos artigos do grupo 1 suportam que os doentes com NPDR sem EM podem beneficiar do tratamento adjuvante com anti-VEGF, uma vez que é um procedimento seguro que reduz a incidência de edema macular, embora não se reflicta numa maior melhoria da AVC durante o seguimento de 6 meses. No entanto, a menor incidência de EM no GI pode, num período de seguimento mais longo, traduzir-se em melhores resultados de AV, considerando o facto de o edema macular ser conhecido como a causa mais importante e comum de perda de visão central em doentes diabéticos [1]. No entanto, no estudo

[19] em que foram incluídos doentes com RD estável e sem EM ou com EM ligeira, o GI apresentou uma BCVA estatisticamente melhor aos 6 meses de seguimento. No

entanto, o facto de terem sido incluídos doentes com EM ligeira pode ser uma causa de confusão e a razão pela qual se observou uma melhor melhoria da BCVA no GI.

No grupo 2, os doentes com RD e EM também demonstraram beneficiar da extração da catarata, especialmente quando combinada com a injeção intravítrea de anti-VEGF, que mostra uma melhoria consistente da AV, juntamente com uma diminuição significativa do CMT e da EM. Embora estas medições do CMT não devam avaliar diretamente um resultado visual, sabe-se que a melhoria anatómica na EM diabética está altamente correlacionada com a melhoria funcional da acuidade visual [24], como também demonstrado por Takamura, Kubo [22], em que se verificou uma correlação estatística entre a BCVA e o CMT em ambos os grupos. Embora não exista evidência de eficácia de classe A para a injeção intravítrea anti-VEGF, esta opção deve ser seriamente considerada nos casos em que os doentes com EMD são submetidos a cirurgia da catarata.

Por outro lado, os estudos que incluíam RND grave e RDP também continham doentes com qualquer outro tipo de RND, pelo que os resultados apresentados no grupo 3 reflectem alterações globais e não particularmente os doentes com RND grave e RDP. Por esse motivo, é difícil concluir se este tratamento deve ser efectuado em fases mais avançadas da RD. No entanto, existe pelo menos um benefício teórico e parece ser seguro, não tendo sido registadas complicações nestes doentes.

DMRI húmida e cirurgia da catarata

No que diz respeito aos doentes com DMRI húmida, a combinação da extração da catarata com agentes anti-VEGF adjuvantes parece ser benéfica e segura, uma vez que foram obtidos ganhos consistentes de AV sem aumento da incidência de complicações perioperatórias ou eventos adversos maculares. Além disso, a frequência das injecções é apontada como sendo a mesma antes e depois da cirurgia, sugerindo que a facoemulsificação acompanhada de injeção de anti-VEGF operatória ou perioperatória não aumenta a exsudação nem altera as caraterísticas da neovascularização coroidal subjacente. Uma exceção a esta afirmação foi encontrada no artigo [30], no qual foi implementado um protocolo de tratamento intensivo e injeção de retratamento (protocolo do estudo PrONTO [36]) antes da cirurgia, resultando numa frequência de injeção significativamente mais baixa após a cirurgia. No entanto, esta diferença principal em relação a outros estudos pode ser justificada pelo seu protocolo pré-operatório intensivo, que talvez tenha resultado em mais doentes em fase de remissão antes da cirurgia. Por outro lado, parece ser mais benéfico realizar a extração da catarata após períodos mais longos sem exsudação, de modo a minimizar a recorrência da exsudação. No entanto, ainda não foram elaboradas diretrizes específicas. No entanto, a realização da cirurgia da catarata mais cedo pode melhorar a acuidade visual do doente mais rapidamente e aumentar a qualidade de vida numa população idosa. A questão de saber se esta terapêutica adjuvante deve ser utilizada durante a cirurgia ou numa base perioperatória ou mesmo quais são os benefícios em comparação com outros doentes que não recebem este tratamento continua por esclarecer. Estas questões só podem ser respondidas com ensaios clínicos.

Conclusão

Os doentes com NPDR, com ou sem EM, beneficiam de tratamento adjuvante anti-VEGF quando submetidos a cirurgia da catarata. No entanto, o grau de evidência é mais elevado para os doentes com EM em que uma injeção intra-operatória de anti-VEGF resultou numa melhoria estatisticamente significativa da BCVA.

As indicações para estados retinianos mais graves, incluindo NPDR e PDR graves, permanecem pouco claras, sem estudos que abordem objetivamente a questão de saber se estes doentes em particular beneficiam da extração da catarata com tratamento adjuvante anti-VEGF. No entanto, não se deve esquecer que se trata de um procedimento seguro com um benefício, pelo menos teórico, para estes doentes.

No que diz respeito aos doentes com DMRI húmida, a evidência carece de algum apoio, uma vez que não foram encontrados ensaios clínicos, no entanto, sem complicações relatadas, é justo dizer que os tratamentos anti-VEGF desempenham um papel importante no controlo da exsudação antes e depois da cirurgia. Por esse motivo, é aconselhável utilizar este tratamento adjuvante em doentes com DMRI húmida submetidos a cirurgia da catarata. No entanto, não é claro qual é a melhor abordagem.

Se promover um tratamento mais intensivo antes da cirurgia ou injetar durante a cirurgia continua sem resposta.

Em conclusão, recomendamos a utilização de bevacizumab intra-operatório em doentes com RD e a utilização intra ou perioperatória deste fármaco, de acordo com o estado de exsudação da retina, em doentes com DMRI húmida submetidos a cirurgia da catarata.

Divulgação

Os autores não têm qualquer interesse financeiro em qualquer material ou método mencionado neste estudo.

Tabela 1 - Doentes com DR e sem EM

Estudo	Acompanhamento	Resultados		Complicações
		Resultados da acuidade visual	Outros resultados	
Udaondo, Garcia-Pous [17] - Estudo Prospetivo Randomizado Pacientes: 54 olhos em 54 pacientes com catarata e NPDR ligeira a moderada sem macularedema Pré-operatório Grupo de intervenção (GI): 27 olhos-	3 meses: • exame do segmento anterior e posterior com lâmpada de fenda • Acuidade visual com e sem correção • Espessura macular central por OCT	- Os resultados da acuidade visual foram não especificado.	Espessura macular central: • Aumentou da linha de base para o mês 1 (ambos os grupos) • Diminuiu do mês 1 para o mês 3 (ambos os grupos) Incidência da CSME: • Um mês após a cirurgia CG= 25,92% IG= 3,70% • Três meses após a cirurgia CG= 22,22%	Não foram registadas complicações.

ranibizumab intravítreo (0,5mL de solução a 10 mg/mL) na dose de fim da facoemulsificação com implante de LIO Grupo de controlo (GC): 27 olhos - facoemulsificação com implante de LIO	• Medições da PIO • Incidência da CSME No pré-operatório, 1 e 3 meses após a cirurgia		IG=3,70%	
Fard, Yazdanei Abyane [18] - estudo prospetivo e aleatório Doentes: catarata	6 meses: • Melhor acuidade visual corrigida • Espessura macular central • Taxa de RD	- Não houve diferença estatisticamente significativa na acuidade visual pós-operatória de	Espessura Macular Central: - 1 mês após a cirurgia: CG mostrou um aumento significativo (P=0,002) no CMT, enquanto o IG não mostrou um aumento.	Não foram registadas complicações.

Doentes com NPDR moderada ou grave preexistente sem EM submetidos a facoemulsificação e implante de lente intraocular (LIO) Grupo de intervenção (GI): 31 olhos - receberam 1,25 mg de bevacizumab intravítreo no final do facoemulsificação com implantação de LIO Grupo de controlo (GC): 30 olhos-	progressão • Taxa de terapia laser após a cirurgia • Incidência de edema macular • PIO medições No pré-operatório e 1 dia, 4 semanas, 3 e 4 meses após a cirurgia	ambos os grupos aos 6 meses (P=0,3)'.	• 6 meses após a cirurgia: há não houve diferença significativa no CMT entre os dois grupos Progressão da RD (6 meses): • GC: 7 doentes (23,3% dos olhos) • IG: 5 doentes (16,1% dos olhos) (P=0,47, teste do qui-quadrado) Taxa de terapia laser: • Não se registou qualquer diferença estatística entre os dois grupos (P=0,67, teste do qui-quadrado). Incidência de edema macular: • Menor incidência de IG no mês 3 • Não há diferenças na incidência	

facoemulsificação com implantação de LIO			entre grupos no mês 6 • Nenhum doente desenvolveu CSME. PIO: • Não se registou um aumento significativo da pressão intraocular 1 e 6 meses após a cirurgia em nenhum dos grupos.	
Chae, Joe [19] - Estudo prospetivo randomizado Pacientes: 80 olhos de 80 pacientes com catarata significativa e NPDR sem EM ou com EM ligeira, foram submetidos a	6 meses: • Melhores acuidades visuais corrigidas • Espessura do subcampo central • Volume macular total • Ocorrência ME (significativa	• Não há diferenças entre os grupos na consulta inicial, 1 semana, 1 mês e 3 meses de acompanhamento • Maior melhoria da BCVA no IG aos 6 meses	Espessura do subcampo central em relação à linha de base: • Significativamente mais baixo no grupo IG ao fim de 1 semana e 1 mês • Sem diferenças entre os grupos aos 3 e 6 meses Volume macular total em relação à linha de base:	Dois efeitos adversos eventos: • IG: uma hemorragia vítrea • GC: uma hemorragia vítrea

Estudo	Acompanhamento	Resultados da acuidade visual	Outros resultados	Complicações
facoemulsificação e implantação de lentes intra-oculares Grupo de intervenção (GI): 40 doentes - injeção intravítrea de ranibizumab (0,05 ml de solução contendo 0,5 mg de ranibizumab) combinada com facoemulsificação e implante de LIO Grupo de controlo (GC): 40 doentes - facoemulsificação com implante de LIO	ME quando o CST aumenta 0,60 em relação à linha de base) Linha de base, 1 semana, 1, 3, 6 meses	visita de acompanhamento (P=0,046)	• Aumento em ambos os grupos • O IG apresentou uma menor alteração no TMV em todos os acompanhamentos • A diferença entre os dois grupos foi mais significativa na visita de acompanhamento de 1 semana (P < 0,001), mas permaneceu significativa na visita de 6 meses (P = 0,017) Taxa de Ocorrência ME (calculada pela CST): • Taxa significativamente mais baixa em IG a 1 mês • Sem diferenças estatísticas aos 3 e 6 meses Comparação da classificação da angiografia fluoresceínica aos 3 e 6 meses: - Não há diferenças estatísticas entre os grupos	

Tabela 2 - Doentes com RD e EM

Estudo	Acompanhamento	Resultados		Complicações
		Resultados da acuidade visual	Outros resultados	

Wahab e Ahmed [20] - série de casos prospectivos Pacientes: 38 pacientes Com uma doença clinicamente significativa edema, hipertensão e diabetes (tipo II) foram submetidos a facoemulsificação e implante de LIO. Todos os doentes tinham	6 meses: - Melhor acuidade visual corrigida No pré-operatório e 1 dia, 1 semana e 1,2,3 e 6 meses após a cirurgia	Melhor _____ corrigido acuidade visual à distância de (6 meses de seguimento): • 6/6 a 6/9 em 23(60.5 %) • 6/12 em 11(28.9%) • 6/24 em 4 (10,5%) Melhor acuidade corrigida ao perto de (6 meses de seguimento): • N/6 em	Não estudado.	Não foram registadas complicações.

Grelha macular prévia tratamento e injeção intra-operatória de Bevacizumab (Avastin) intra-vítreo		22(57.8%) • N/8 in 12(31.4%) • N/12 em 4(10.5%)		
Akinci, B tman [21] - relatos de casos Pacientes: 31 pacientes Com diabetes com CSME e cataratas que interferem com Fotocoagulação macular a laser, que tenham sido submetidos a facoemulsificação	3 meses: • Melhor acuidade visual corrigida • Espessura macular central • PIO medições No pré-operatório e 1 dia, 5 dias, 1 mês e 3	• O nível de BCVA registado no primeiro e terceiro meses após a cirurgia foi significativamente superior ao BCVA inicial ($P = 0,004$) • A BCVA aumentou em todos os olhos e	Espessura Macular Central: • O CMT registado no primeiro e terceiro meses após a cirurgia foi significativamente inferior ao CMT inicial ($P < 0,001$, $P < 0,001$). • A espessura macular central diminuiu em todos os olhos. PIO: • PIO pós-operatória transitória	Não foram registadas complicações.

Com injeção intravítrea de 1,25 mg de bevacizumab. Todos os olhos tinham subgonemacular fotocoagulação laser focal ou de grelha modificada 1 mês após a cirurgia.	meses após a cirurgia.	Foi obtido um ganho de >2 linhas de Snellen na BCVA em 26 olhos.	foi observada uma elevação em 4 doentes	
Takamura, Kubo [22] - Prospetivo, randomizado, duplo estudo de coorte mascarado. Pacientes: 42 olhos com maculopatia diabética	3 meses: • Melhor acuidade visual corrigida • Espessura da retina No pré-operatório (1	• Ambos os grupos registaram melhorias significativas na BCVA. • VA no tratamento com bevacizumab	Espessura da retina: • 1 e 3 meses após a cirurgia: CG: A RT aumentou significativamente IG: A RT diminuiu significativamente • 3 meses após a cirurgia visual a acuidade e o RT central foram	Não foram registadas complicações.

(DME) de 42 pacientes com diabetes mellitus tipo 2 . Foram excluídos os doentes com DRP. Grupo de intervenção (GI): 21 olhos - receberam 1,25 mg de bevacizumab intravítreo no final da facoemulsificação com implante de LIO Grupo de controlo (GC): 21 olhos - receberam 1,25 mg de bevacizumab intravítreo no final da facoemulsificação com implante de LIO facoemulsificação	Dia antes da cirurgia), 1 - e 3 - meses após a cirurgia	foi significativamente melhor no mês 3 do que no grupo de controlo (P = 0,034) - Melhoria da BCVA (>3 linhas): IG: 15 olhos (71,4%) GC: 8 olhos (38.1%)	significativamente correlacionados (análise de regressão dos mínimos quadrados ordinários) tanto no grupo de controlo (P = 0,0001) como no grupo do bevacizumab (P = 0,014)	

com implantação de LIO				
Lanzagorta-Aresti, Palacios-Pozo [23] - Estudo Prospetivo Randomizado Pacientes: 26 pacientes diabéticos do tipo II com NPDR e difusa Edema macular em cirurgia de catarata Grupo de intervenção (IG): 13 olhos - receberam bevacizumab intravítreo no	6 meses: • Melhor acuidade visual corrigida • Espessura macular central No pré-operatório, 3 e 6 meses após a cirurgia	<u>Melhor acuidade visual corrigida aos 3 e 6 meses:</u> - GC: sem diferenças significativas no mês 3, com P= 0,528; perda significativa da acuidade visual no mês 6 (P=0,008) - IG: melhorou significativamente no mês 3 e 6 (P=0,048; P=0,035)	<u>Espessura macular central:</u> • GC: aumentou significativamente (P=0,001) • IG: não foi observado qualquer aumento Registaram-se diferenças estatísticas entre os dois grupos no mês 3 e 6 (P=0,046; P=0,004)	Não foram registadas complicações.

Fim da facoemulsificação com implantação de LIO Grupo de controlo (GC): 13 olhos - receberam Intravítrea com solução salina equilibrada no final da facoemulsificação com implantação de LIO		- Registaram-se diferenças estatísticas entre os dois grupos no mês 3 e 6 (P=0,036; P=0,046)		
Chen, Liu [24] - estudo retrospetivo não aleatório Pacientes: 29 olhos de 28 pacientes diabéticos com	3 meses: - Melhor acuidade visual corrigida • Espessura macular central • PIO	- GC: melhorou insignificantemente nas semanas 1 e 4 (P>0,05) e significativamente nas semanas 8 e 12.	Espessura macular central: • GC: aumentou da linha de base até à semana 4 e depois diminuiu (P>0,05) • IG: diminuiu significativamente às 4, 8 e 12 semanas após a cirurgia	Não foram registadas complicações.

catarata e CSME. Foram excluídos os doentes com PDR. Grupo de intervenção (GI):15 olhos - Recebeu bevacizumab intravítreo de 2,5 mg no final de facoemulsificação com implantação de LIO Grupo de controlo (GC): 14 olhos-facoemulsificação com implantação de LIO	medições No pré-operatório, dia 1, 1, 4, 8 e 12 semanas, 3 meses após a cirurgia.	- IG: melhorou significativamente às 1, 4, 8 e 12 semanas após a cirurgia (P < 0,05)	(P<0.05) PIO: - Não se registou qualquer aumento da PIO	

Tabela 3 - Pacientes com NPDR ou PDR grave

Estudo	Acompanhamento	Resultados		Complicações
		Resultados da acuidade visual	Outros resultados	
Salehi, Beni [26] - Estudo Prospetivo Randomizado Pacientes: 57 olhos de 57 pacientes diagnosticados com qualquer tipo de NPDR ou PDR, CSME e catarata significativa concomitante Grupo de intervenção (GI): 27 olhos - 1,25 mg intravítreo	6 meses: • Melhor acuidade visual corrigida • Espessura macular central por OCT • Progressão da RD e da maculopatia diabética • Terapia laser pós-operatória • Progressão para glaucoma neovascular	• 1 mês depois cirurgia: Ambos os grupos registaram uma melhoria estatisticamente significativa da BCVA • 6 meses depois cirurgia: nenhuma diferença estatisticamente significativa no pós-operatório	Espessura Macular Central: • não se registaram diferenças significativas entre os dois grupos no que diz respeito ao CMT no início do estudo e aos 6 meses Progressão da doença diabética Retinopatia: • CG: 40% • IG: 11% (P<0,005) Progressão da maculopatia diabética:	Não foram registadas complicações

bevacizumab no final do facoemulsificação com implantação de LIO Grupo de controlo (GC): 30 olhos- facoemulsificação com implantação de LIO	(NVG)	acuidade visual entre os 2 grupos	• CG: 15 olhos (50%) • IG: 2 olhos (7,4%) (P =0,0008) Terapia laser pós-operatória: • não houve diferença estatística na taxa de terapia laser entre os grupos. (a laserterapia foi utilizada em - CSME e PDR) Progressão para NVG durante o acompanhamento: • CG: 5 olhos (13%) • IG: 1 olho (3%)	
Cheema, Al-Mubarak [27] -prospetiva	6 meses: - progressão de	- Melhoria em ambos os grupos.	Espessura macular central: - aumentou em ambos os grupos	Sem complicações

estudo aleatório Pacientes: 68 olhos (68 pacientes) com DM e retinopatia diabética (NPDR ou PDR e CSME) submetidos a cirurgia de catarata e implante de LIO Grupo de intervenção (GI): 35 olhos - receberam 1,25 mg de bevacizumab intravítreo no final da facoemulsificação com implante de LIO	RD e maculopatia diabética • Melhor acuidade visual corrigida • espessura macular central • terapia laser pós-operatória • progressão para glaucoma neovascular (GNV) No pré-operatório, 1 dia, 1, 2, e 4 semanas, 2, 3, 4, 5, e 6 meses.	- Não houve diferença estatisticamente significativa na acuidade visual pós-operatória em nenhum momento entre os dois grupos.	• a diferença entre os grupos não foi estatisticamente significativa em nenhum momento Progressão da DR: • CG: 45,45% • IG: 11,42% A diferença entre os dois grupos foi estatisticamente significativa (P=0,002) Progressão da DM: • CG: 51,51% • IG: 5,71% A diferença entre os dois grupos foi estatisticamente significativa (P=0,001)	foram comunicados.

Tabela 4 - Doentes com DMRI húmida

Estudo	Acompanhamento	Resultados		Complicações
		Resultados da acuidade visual	Outros resultados	
Grupo de controlo (GC): 33 olhos- facoemulsificação com implantação de LIO			A fotocoagulação a laser foi realizado em: • CG: 48,48% • IG: 57,14% A diferença entre os dois grupos não foi estatisticamente significativa (P=0,475) Progressão pós-operatória para NVG: • CG: 2 olhos • IG: 0 olhos	

Lee, Kim [28] - caso retrospetivo e observacional série Pacientes: 39 olhos de 39 pacientes que sofreram de catarata cirurgia e tinham sido previamente tratados com anti-VEGF (bevacizumab ou ranibizumab) para DMRI exsudativa.	6 meses: • Acuidade visual • Recidiva da DMRI exsudativa • Tempo entre o diagnóstico de DMRI exsudativa e a cirurgia • Período sem exsudação antes da cirurgia	BCVA: - melhorou significativamente 1 e 6 meses após cirurgia	Tempo entre o <u>diagnóstico de</u> DMRI exsudativa <u>e a cirurgia:</u> • Grupo de recorrência: 13.3±10.1 • Grupo sem recidiva: 27,9±16,6 • Diferença estatisticamente significativa entre os grupos (P= 0,001) Período sem exsudação antes da <u>cirurgia:</u> • Grupo de recorrência: 6.5±5.4 • Grupo sem recorrência: 15.2±10.2	Não foram registadas complicações.
	No pré-operatório, 1 e 6 meses após cirurgia		- Diferença estatisticamente significativa entre os grupos (P<0,001)	

Grixti, Papavasileiou [29] - Caso retrospetivo , não comparativo e não interventivo Série Pacientes: 30 olhos de 29 indivíduos com DMRI neovascular Tratada com injecções intravítreas de anti-VeGF (ranibizumab) que	6 meses: • BCVA • Espessura macular central • Frequência da terapia anti-VEGF No pré-operatório; 1 mês, 3 meses e 6 meses no pós-operatório	BCVA: - Significativo melhoria aos 3 e 6 meses de acompanhamento	Espessura macular central: • aumento entre a medição pré-operatória e o seguimento de 1 mês (P=0,0093) • regresso à linha de base aos 3 meses de pós-operatório (P=0,3811) Frequência das injecções de anti-VEGF: • nenhuma diferença entre os 6 meses imediatos antes e depois da facoemulsificação	Não foram registadas complicações.
foram submetidos a facoemulsificação depois de obterem uma fase livre de exsudação de, pelo menos, 3 meses.				

Tabandeh, Chaudhry [30] - Série de casos Pacientes: 30 olhos de 28 pacientes com doença neovascular oculta ou clássica DMRI tratada com anti-VEGF (bevacizumab ou orranibizumab) terapia antes da cirurgia de catarata. Alguns doentes (8) receberam também um tratamento intra-operatório	6 meses: • BCVA • Frequência da terapêutica anti-VEGF No pré-operatório, 2 e 6 meses após a cirurgia.	BCVA: • Melhoria estatisticamente significativa em todos os momentos pós-operatórios em comparação com a linha de base • Não há diferença significativa na melhoria visual entre os pacientes	Frequência da terapia anti-VEGF: • Antes da cirurgia: 0,49 injecções por mês • Após a cirurgia: 0,32 injecções por mês • Diferença estatisticamente significativa (P=0,002)	Não foram registadas complicações perioperatórias ou eventos adversos maculares.
njecção.		numa fase sem exsudação antes da cirurgia e os que estavam a receber terapêutica anti-VEGF para a fuga ativa do complexo neovascular coroidal		

Muzyka-Wozniak [31] - caso de intervenção retrospetivo não comparativo estudo de série Pacientes: 16 olhos de 16	14 meses: • BCVA • Intervalo de tempo médio entre injecções	BCVA: - Melhorou significativamente após a facoemulsificação e manteve-se estável durante	Intervalo de tempo médio entre injecções: - Não se registou qualquer diferença estatisticamente significativa antes e depois da facoemulsificação	
doentes com DMRI neovascular coroidal tratados com injecções anti-VEGF (bevacizumab ou ranibizumab), submetidos a facoemulsificação.	Base de referência (antes de primeira injeção), imediatamente antes da cirurgia, 1 mês após a cirurgia , ponto final (mediana de 14 meses)	acompanhamento		

Furino, Ferrara [32] - estudo prospetivo aberto Pacientes: 20 olhos de 20 pacientes com neovascularização subfoveal devido a DMRI e catarata tinham	1 mês: • CDVA • Espessura central da retina • PIO Linha de base e 1 mês depois	CDVA: - Melhoria estatisticamente significativa	Espessura central da retina: • Redução estatisticamente significativa • Nenhum doente registou um aumento da espessura foveal central PIO:- não se alterou significativamente	Não foram registadas complicações
facoemulsificação, implante de LIO e injeção intravítrea de 1,25 mg de bevacizumab	cirurgia			

Jonas, Spandau [33] - estudo de série de casos intervencionados Pacientes: 11 olhos de 11 doentes com DMRI exsudativa (10 olhos) ou degenerescência macular miópica exsudativa (1 olho) foram submetidos a facoemulsificação e injeção intravítrea de 1,5 mg bevacizumab				Não foram registadas complicações

Referências

Akinci, A., et al., *Facoemulsificação com injeção intravítrea de bevacizumab e acetonido de triamcinolona em doentes diabéticos com edema macular clinicamente significativo e catarata.* Retina, 2011. **31**(4): p. 755-8.

Mittra, R.A., et al., *Progressão da retinopatia e resultados visuais após facoemulsificação em pacientes com diabetes mellitus.* Arch Ophthalmol, 2000. **118**(7): p. 912-7.

Rashid, S. e L.H. Young, *Progressão da retinopatia diabética e da maculopatia após cirurgia de facoemulsificação.* Int Ophthalmol Clin, 2010. **50**(1): p. 155-66.

Chew, E.Y., et al., *Results after lens extraction in patients with diabetic retinopathy: early treatment diabetic retinopathy study report number 25.* Arch Ophthalmol, 1999. **117**(12): p. 1600-6.

Squirrell, D., et al., *A prospective, case controlled study of the natural history of diabetic retinopathy and maculopathy after uncomplicated phacoemulsification cataract surgery in patients with type 2 diabetes.* Br J Ophthalmol, 2002. **86**(5): p. 565-71.

Romero-Aroca, P., et al., *Retinopatia diabética não proliferativa e progressão do edema macular após facoemulsificação: estudo prospetivo.* J Cataract Refract Surg, 2006. **32**(9): p. 1438-44.

Wagner, T., et al., *Influence of cataract surgery on the diabetic eye: a prospective study (Influência da cirurgia da catarata no olho diabético: um estudo prospetivo).* Ger J Ophthalmol, 1996. **5**(2): p. 79-83.

Krepler, K., et al., *Cataract surgery in patients with diabetic retinopathy: visual outcome, progression of diabetic retinopathy, and incidence of diabetic macular oedema.* Graefes Arch Clin Exp Ophthalmol, 2002. **240**(9): p. 735-8.

Flesner, P., et al., *Cirurgia de catarata em pacientes diabéticos. Uma avaliação prospetiva de factores de risco e complicações.* Ata Ophthalmol Scand, 2002. **80**(1): p. 19-24.

Cugati, S., et al., *Cataract surgery and the 10-year incidence of age-related maculopathy: the Blue Mountains Eye Study.* Ophthalmology, 2006. **113**(11): p. 2020-5.

Klein, B.E., et al., *The relationship of cataract and cataract extraction to age-related macular degeneration: the Beaver Dam Eye Study.* Ophthalmology, 2012. **119**(8): p. 1628-33.

Ho, L., et al., *Cataract surgery and the risk of aging macula disorder: the rotterdam study.* Invest Ophthalmol Vis Sci, 2008. **49**(11): p. 4795-800.

Dong, L.M., et al., *Progression of age-related macular degeneration after cataract surgery (Progressão da degenerescência macular relacionada com a idade após cirurgia da catarata).* Arch Ophthalmol, 2009. **127**(11): p. 1412-9.

Rosenfeld, P.J., et al., *Cataract surgery in ranibizumab-treated patients with neovascular age-related macular degeneration from the phase 3 ANCHOR and MARINA trials.* Am J Ophthalmol, 2011. **152**(5): p. 793-8.

Kessel, L., et al., *Cataract surgery and age-related macular degeneration (Cirurgia da catarata e degeneração macular relacionada com a idade). Uma atualização baseada em evidências.* Ata Ophthalmol, 2015.

Shaikh, A.H., et al., *Cost comparison of intravitreal aflibercept with bevacizumab and ranibizumab for the treatment of wet age-related macular degeneration.* Ophthalmic Surg Lasers Imaging Retina, 2015. **46**(1): p. 62-6.

Udaondo, P., et al., *Prophylaxis of macular edema with intravitreal ranibizumab in patients with diabetic retinopathy after cataract surgery: a pilot study.* J Ophthalmol, 2011. **2011**: p. 159436.

Fard, M.A., A. Yazdanei Abyane, e M. Malihi, *Prophylactic intravitreal bevacizumab for diabetic macular edema (thickening) after cataract surgery: prospective randomized study.* Eur J Ophthalmol, 2011. **21**(3): p. 276-81.

Chae, J.B., et al., *Efeito da cirurgia de catarata combinada e injeção de ranibizumab no edema macular pós-operatório na retinopatia diabética não proliferativa.* Retina, 2014. **34**(1): p. 149-56.

Wahab, S. e J. Ahmed, *Management of cataract with macular oedema due to diabetes mellitus type-II and hypertension with grid laser prior to surgery and intra-vitreal bevacizumab (Avastin) peroperatively.* J Pak Med Assoc, 2010. **60**(10): p. 836-9.

Akinci, A., et al., *Facoemulsificação com injeção intravítrea de bevacizumab em doentes diabéticos com edema macular e catarata.* Retina, 2009. **29**(10): p. 1432-5.

Takamura, Y., E. Kubo, e Y. Akagi, *Análise do efeito da injeção intravítrea de bevacizumab no edema macular diabético após cirurgia da catarata.* Ophthalmology, 2009. **116**(6): p. 1151-7.

Lanzagorta-Aresti, A., et al., *Prevenção da perda de visão após a cirurgia de catarata no edema macular diabético com bevacizumab intravítreo: um estudo piloto.* Retina, 2009. **29**(4): p. 530-5.

Chen, C.H., Y.C. Liu, e P.C. Wu, *A combinação de bevacizumab intravítreo e cirurgia de facoemulsificação em pacientes com catarata e edema macular diabético coexistente.* J Ocul Pharmacol Ther, 2009. **25**(1): p. 83-9.

Rauen, P.I., et al., *Injeção intravítrea de ranibizumab durante a cirurgia de catarata em doentes com edema macular diabético.* Retina, 2012. **32**(9): p. 1799-803.

Salehi, A., et al., *Phacoemulcification with intravitreal bevacizumab injection in patients with cataract and coexisting diabetic retinopathy: prospective randomized study.* J Ocul Pharmacol Ther, 2012. **28**(3): p. 212-

8.
Cheema, R.A., et al., *Role of combined cataract surgery and intravitreal bevacizumab injection in preventing progression of diabetic retinopathy: prospective randomized study.* J Cataract Refract Surg, 2009. **35**(1): p. 18-25.

Lee, T.G., et al., *Factores que influenciam a recorrência da exsudação após a cirurgia de catarata em doentes previamente tratados com fator de crescimento endotelial anti-vascular para a degenerescência macular exsudativa relacionada com a idade.* Graefes Arch Clin Exp Ophthalmol, 2014. **252**(10): p. 1573-9.

Grixti, A., et al., *Cirurgia de facoemulsificação em olhos com degeneração macular neovascular relacionada com a idade.* ISRN Ophthalmol, 2014. **2014**: p. 417603.

Tabandeh, H., et al., *Outcomes of cataract surgery in patients with neovascular age-related macular degeneration in the era of anti-vascular endothelial growth fator therapy.* J Cataract Refract Surg, 2012. **38**(4): p. 677-82.

Muzyka-Wozniak, M., *Facoemulsificação em olhos com DMRI neovascular tratada com injecções anti-VEGF.* Eur J Ophthalmol, 2011. **21**(6): p. 766-70.

Furino, C., et al., *Extração combinada de cataratas e bevacizumab intravítreo em olhos com neovascularização coroidal resultante de degenerescência macular relacionada com a idade.* J Cataract Refract Surg, 2009. **35**(9): p. 1518-22.

Jonas, J.B., et al., *Intravitreal bevacizumab combined with cataract surgery for treatment of exudative macular degeneration.* J Ocul Pharmacol Ther, 2007. **23**(6): p. 599-600.

Aflibercept, Bevacizumab, ou Ranibizumab para Edema Macular Diabético. N Engl J Med, 2015.

Chan, C.K., et al., *Optical coherence tomographic and visual results at six months after transition to aflibercept for patients on prior ranibizumab or bevacizumab treatment for exudative age-related macular degeneration (an american ophthalmological society thesis).* Trans Am Ophthalmol Soc, 2014. **112**: p. 160-98.

Fung, A.E., et al., *Um regime de dosagem variável guiado por tomografia de coerência ótica com ranibizumab intravítreo (Lucentis) para a degenerescência macular neovascular relacionada com a idade.* Am J Ophthalmol, 2007. **143**(4): p. 566-83

Printed by Books on Demand GmbH, Norderstedt / Germany